AUFGABEN UND GRUNDSÄTZE DES ARZTES

BEI DER BEGUTACHTUNG VON

UNFALLNERVENKRANKEN

ANTRITTSVORLESUNG

GEHALTLEN AM 14. FEBRUAR 1903 IN DER
AULA DER UNIVERSITÄT LEIPZIG

VON

DR. FRANZ WINDSCHEID
A. O. PROFESSOR

LEIPZIG
VERLAG VON VEIT & COMP.
1903

AUFGABEN UND GRUNDSÄTZE DES ARZTES
BEI DER BEGUTACHTUNG VON
UNFALLNERVENKRANKEN

ANTRITTSVORLESUNG
GEHALTEN AM 14. FEBRUAR 1903 IN DER
AULA DER UNIVERSITÄT LEIPZIG

VON

DR. FRANZ WINDSCHEID
A. O. PROFESSOR

LEIPZIG
VERLAG VON VEIT & COMP.
1903

Druck von Metzger & Wittig in Leipzig.

Hochansehnliche Versammlung!

Durch die Unfallgesetzgebung vom Jahre 1884 sind für den Arzt Aufgaben erwachsen, die er früher auch nicht im entferntesten geahnt hat. Er ist in seiner Eigenschaft als der Beurteiler von Unfallfolgen herausgetreten aus seiner früher fast nur auf die Ruhe des Krankenzimmers beschränkten Stellung, er ist ein mächtiger Faktor geworden in den unsere Zeit so stürmisch bewegenden sozialen Fragen, ein Ratgeber, dessen Hilfe gesucht wird und nicht entbehrt werden kann. Noch leben wir in einer Zeit des Überganges. Aufgaben wie die Teilnahme an den sozialen Bestrebungen werden nur langsam Gemeingut eines ganzen Standes, vor allem eines Standes, der früher viel zu wenig herausgetreten ist an die Öffentlichkeit und dem man auch früher mit Recht eine gewisse Schüchternheit vorwarf, wenn es galt, den Behörden gegenüber die Errungenschaften seines Wissens zu verwerten. Solche Aufgaben werden erst in Generationen erzogen. Schon jetzt wachsen unsere Studierenden auf in dem Bewußtsein der Wichtigkeit ihrer Stellung zur Unfallgesetzgebung, sie werden täglich auf die Bedeutung derselben hingewiesen von ihren Lehrern, während wir, zu deren Studienzeiten noch keine Rede von diesen sozialen Pflichten gewesen ist, erst mühsam und belehrt durch Mißerfolge in diese Aufgabe hineingewachsen sind.

Zu den ungeahnten Gesichtspunkten, die durch die Unfallgesetzgebung erst erschlossen worden sind, gehört in erster Linie der Anteil, welchen Nervenerkrankungen an den Unfallfolgen besitzen. Die Größe dieses Anteils haben weder die Ärzte selbst, noch der Gesetzgeber geahnt und man darf heute ruhig sagen, daß die Unfallnervenheilkunde einen integrierenden Bestandteil der Lehre von den Nervenkrankheiten überhaupt bildet, und zwar einen Bestandteil, zu dessen Beherrschung vielleicht mehr Erfahrung gehört, als bei irgend einem anderen Zweige der so großen Lehre von den Krankheiten des Nervensystems überhaupt.

Haben nun diese Unfallnervenerkrankungen besondere Eigentümlichkeiten, die sie von andren Unfallfolgen, speziell von den rein chirurgischen unterscheiden, und erfordern diese Eigentümlichkeiten auch besondere Aufgaben seitens des Begutachters?

Wie Sie sofort sehen werden, müssen diese Fragen bejaht werden.

Unberührt von den besonderen Eigentümlichkeiten der Unfallnervenerkrankungen bleiben zunächst die allgemeinen Pflichten, die jeder Arzt bei jeder Begutachtung irgend eines Unfallkranken hat, und über die ich an dieser Stelle nicht ganz stillschweigend hinweggehen möchte. Der Arzt hat als Begutachter die Pflicht, daß er über den Parteien steht. So einfach das klingt, so schwierig ist diese Pflicht manchmal im konkreten Falle zu erfüllen. Auf der einen Seite soll der Arzt dem Kranken gerecht werden, soll auf Grund seines Wissens, seiner Ausbildung das vorliegende Krankheitsbild richtig deuten, eine Aufgabe, die nur ihm allein zufallen kann, denn der Arzt ist der einzige, der die körperlichen oder geistigen Folgen eines Unfalls materiell erkennen kann. Auf der anderen Seite aber tritt an ihn die große Aufgabe heran, in der Beurteilung der Unfallfolgen, d. h. in der Abschätzung der Arbeitsfähigkeit, das Interesse der

Berufsgenossenschaft zu wahren. Dabei hat er eine ganz andere Stellung, wie bei der Beurteilung des Kranken auf seinen medizinischen Befund hin: während er bei letzterem Herrscher ist, ist er bei der Beurteilung der Arbeitsfähigkeit nur Berater, dessen Ausspruch meistens sehr wertvoll erscheinen wird, aber durchaus nicht bindend sein muß für die endgültige Entscheidung. Die Gesichtspunkte, von denen der Arzt und die Berufsgenossenschaften in der Abschätzung der Erwerbsfähigkeit ausgehen, sind oft gänzlich voneinander verschieden. Aus dieser Verschiedenheit entspringen oft Differenzen, welche mitunter das gute Verhältnis zwischen Ärzten und Berufsgenossenschaften zu trüben drohen. Meiner Ansicht nach mit Unrecht. Wir müssen als Ärzte nur lernen, daß wir uns auch fremden Interessen gegenüber gerecht zeigen, und müssen vor allem nicht nur den momentan erhobenen Befund am Patienten als maßgebend für die Beurteilung halten, sondern uns in die Akten vertiefen, die Arbeitsverhältnisse des Mannes kennen lernen, auf die Beobachtungen der Genossenschaft, wie sie von deren Beauftragten angestellt werden, achten und auf viele andere Dinge Wert legen, die man erst im Laufe einer langjährigen Erfahrung kennen lernen kann. Aus der Summe dieser allgemeinen Beurteilung der verschiedensten Umstände setzt sich dann das Endurteil des Arztes in Bezug auf die Erwerbsfähigkeit zusammen, das seinen zahlenmäßigen Ausdruck in Prozenten findet.

Nach dieser allgemeinen Betrachtung der ärztlichen Aufgaben bei der Unfallbegutachtung wende ich mich jetzt zu den Unfallnervenkranken im speziellen.

Wenn unter einem Betriebsunfalle im Sinne des Gesetzes eine von außen her auf den Körper einwirkende mechanische Gewalt verstanden wird, so wird zwar in den meisten Fällen diese Gewalt ein sichtbares äußeres Zeichen am Körper in Form einer Verletzung zur Folge haben, es wird aber auch Unfälle geben, bei denen diese rein chirurgische Unfallfolge fehlt und es sich doch um schwere Folgezustände, nämlich um Schädigungen des Nervensystems handelt. Selbstredend kann auch mit jeder äußeren Verletzung eine Beeinträchtigung des Nervensystems Hand in Hand gehen. Es liegt also schon auf der Hand, daß die Folgezustände am Nervensystem außerordentlich zahlreiche sein können und ihre Häufigkeit wird noch dadurch erhöht, daß die nervösen Folgen sich oft erst dann einstellen, wenn die unmittelbare Unfallfolge, die chirurgische Verletzung, bereits geheilt ist. Mit einem Worte: nicht jeder Unfall muß eine Wirkung auf das Nervensystem haben, aber jeder Unfall kann eine solche ausüben.

Auch die Unfallnervenerkrankungen müssen unter den zwei großen Gesichtspunkten betrachtet werden, denen entsprechend wir überhaupt unsere Nervenerkrankungen einzuteilen gewöhnt sind, einmal als organische Erkrankungen, zweitens als rein funktionelle Störungen, als sogenannte Neurosen, um mich auch hier dieses nicht sehr glücklichen Ausdruckes zu bedienen.

Bei den organischen Erkrankungen handelt es sich um anatomisch nachweisbare Störungen des Gehirns, des Rückenmarks, des peripherischen Nervensystems, d. h. um Affektionen, welche sich in ihren Erscheinungen in die schon längst bekannten Bilder der betreffenden Krankheiten einfügen, deren Eigentümlichkeit nur darin liegt, daß sie entweder direkt durch den Unfall hervorgerufen werden können, oder, wenn die Krankheit vor dem Unfall schon vorhanden war, von diesem in ungünstiger Weise beeinflußt werden.

Bei den sogenannten Neurosen handelt es

sich um Nervenstörungen, für welche wir bislang noch keine greifbare Unterlage dafür haben, in welcher Weise das Nervensystem durch die Krankheit verändert ist. Das diesen Erkrankungen zu Grunde liegende Substrat werden wir wahrscheinlich auch sobald noch nicht kennen lernen, da unsere Hilfsmittel im Verhältnis zu den minutiösen Veränderungen der Nerven, um die es sich hierbei handelt, noch viel zu grob sind.

Beide Gruppen unterscheiden sich aber auch wesentlich in ihren Erscheinungen voneinander. Während die organischen Nervenerkrankungen uns greifbare Symptome bieten: Lähmungen, Reizerscheinungen, Muskelschwund, Empfindungsstörungen u. s. w., also Zustände, welche dem Patienten wie dem Arzte offenkundig vor Augen liegen, und bei denen es sich nur darum handelt, ihren Zusammenhang mit dem Unfalle festzustellen, haben wir bei den Neurosen es nur oder wenigstens fast nur mit rein subjektiven Erscheinungen zu tun: Schmerzen, Empfindungen, Gefühle, psychische Anomalien, deren Vorhandensein die Kranken uns nicht beweisen können, die man ihnen aber auch nicht als nicht vorhanden nachweisen kann. Hier beginnen die großen Schwierigkeiten sowohl für die Diagnose als vor allem für die Beurteilung der Bedeutung dieser Erscheinungen in Bezug auf Arbeitsfähigkeit. Während der Chirurg an dem Knochenbruch die Größe des Callus mit dem Zentimetermaß feststellt und ebenso genau mit dem allmählichen Verschwinden desselben die Besserung in der Beweglichkeit des Knochens und damit die Hebung der Arbeitsfähigkeit beurteilen kann, ist es bei Unfallnervenkranken der geschilderten Art oft ganz unmöglich, den Umfang der nervösen Störung streng umschrieben zu bestimmen, geschweige denn eine Änderung derselben zum besseren in bestimmter Form nachzuweisen. Nur ganz sporadisch gehen als greifbare nervöse Folgezustände gewisse objektiv nachweisbare Zeichen einher, wie die Analgesieen der Hysterie, die Einengung des Gesichtsfeldes, hysterische Anfälle u. s. w., aber in wie vielen Fällen fehlen auch diese gänzlich! Die Begutachtung dieser Unfallnervenerkrankungen erfordert daher große Erfahrung und Übung und gehört wegen ihrer Schwierigkeiten oft zu den undankbarsten Aufgaben, die an den Arzt als Begutachter herantreten können.

Wenn ich mich nun zu den Aufgaben wende, die der Arzt bei der Begutachtung von Unfallnervenkranken zu lösen hat, so möchte ich an die Spitze den allerdings wohl selbstverständlichen Satz stellen, daß die Begutachtung zunächst abhängt von einer guten Untersuchung. Eine Untersuchung kann aber nur dann gut sein, wenn sie den ganzen Menschen betrifft, nicht nur die gerade am meisten ins Auge fallenden Störungen herausgreift. Der begutachtende Arzt muß daher eine wissenschaftlich genügende Ausbildung haben, er muß die Methoden beherrschen und zwar nicht nur die speziell neurologischen, sondern vor allem die der gesamten inneren Medizin. Ich möchte nicht mißverstanden werden, wenn ich ferner die Forderung aufstelle, daß die rein nervösen Unfallfälle, auch wenn sie ursprünglich nur chirurgische waren, nur den Nervenärzten zu überweisen sind, oder daß wenigstens der Nervenarzt Gelegenheit haben sollte, sich ebenfalls über den Kranken gutachtlich zu äußern. Bei der Arbeitsteilung, die auf dem Gebiete der Medizin heutigentags durchaus herrschen muß, ist es gar nicht zu verlangen, daß der Chirurg so genau in den einschlägigen neurologischen und inneren Methode zu Hause und daß er die Bedeutung der gefundenen nervösen Störungen in derselben Weise zu beurteilen im stande ist, wie es derjenige Begutachter kann, der sich jahraus jahrein nur mit solchen Unfallfolgen beschäftigt. Umgekehrt würde ich

z. B. niemals ein rein chirurgisches Gutachten abgeben, da mir in diesem Fache die nötige Erfahrung abgeht. Erfreulicherweise fangen die Berufsgenossenschaften jetzt auch an, der erwähnten Forderung gerecht zu werden, indem sie ihre Unfallnervenkranken von besonders in diesem Fache erfahrenen Ärzten untersuchen und begutachten lassen und auch die Schiedsgerichte haben besondere Sachverständige für Nervenerkrankungen.

Die Begutachtung hängt ferner davon ab, daß man nicht nur den momentanen Zustand des Verunglückten ins Auge faßt, sondern ihn auch in Bezug auf seine vor dem Unfall liegenden Schicksale hin prüft, mit einem Worte eine Anamnese erhebt, die gar nicht genau genug sein kann. Es muß der Patient in Bezug auf sein Vorleben, seine Berufstätigkeit, seine bisherigen Erkrankungen genau befragt werden; es wird der Frage der vererbbaren Nervenkrankheiten in der Familie Bedeutung beizulegen sein. Ferner sind wichtig die Vergiftungen vor dem Unfall: sowohl die mikrobischen durch akute Infektionskrankheiten, zu denen auch die Syphilis gezählt werden muß, als auch vor allem die chemischen, teils Berufserkrankungen wie Blei, oder durch Exzesse hervorgerufene wie durch Alkohol. Alle diese Momente können den Boden für eine Unfallnervenerkrankung außerordentlich vorbereiten und spielen daher in der Beurteilung der Unfallfolgen eine große Rolle.

Sehr wichtig für die Beurteilung der nervösen Unfallfolgen ist die Art des Unfalls selbst, über den man sich durch Erzählungen des Verunglückten oder durch Studium des Unfallprotokolles eine möglichst genaue Kenntnis verschaffen soll. Nicht alle Unfallarten sind in ihrer Wirkung auf das Nervensystem gleichwertig. Es ist eine alte Erfahrung, daß diejenigen Unfälle am meisten auf das Nervensystem zu wirken pflegen, die mit vollem Bewußtsein, vielleicht mit der deutlichen Empfindung der Lebensgefahr erlitten werden. Wenn jemand plötzlich von einem herabfallenden Steine auf den Kopf getroffen wird, so kann unter Umständen, selbst wenn er dabei bewußtlos wird, also eine Gehirnerschütterung davonträgt, die Wirkung auf die Psyche eine viel geringere sein als wenn jemand einen Unfall kommen sieht, den er nicht verhindern kann. In dieser Hinsicht kennen wir als besonders schwer auf das Nervensystem wirkend die Verschüttungen durch herabstürzende Erdmassen, sowie bei Lokomotivführern die Eisenbahnzusammenstöße, bei denen sich die Schreckwirkung bei völlig erhaltenem Bewußtsein zwar oft nur in Sekunden abspielt, die aber genügen, um schwere Beeinflussungen des Nervensystems hervorzurufen. Auch der Schmerz, der bei dem Unfall entsteht, ist nicht zu vergessen in seiner Wirkung auf die Nerven. Viele Verletzte haben vom Unfall gar keine schmerzhafte Empfindung, besonders wenn sie sofort bewußtlos werden. Andere Unfälle wieder, z. B. Bisse von Pferden sind sehr schmerzhaft und es kann auch der intensive Schmerz einen guten Boden für spätere nervöse Unfallfolgen abgeben.

Die Untersuchung selbst hat wie schon erwähnt den ganzen Organismus zu berücksichtigen, seine gesamten Organe genauest zu prüfen, eventuell, wie dies namentlich bei den Sinnesorganen der Fall sein wird, wieder unter Zuziehung eines Spezialarztes, wenn sich der Begutachter nicht völlig im klaren ist. Es ist eine meiner Meinung nach falsche Ansicht, die man öfters hört, daß die Zuziehung von Spezialärzten bei Unfallbegutachtungen deswegen möglichst zu beschränken sei, weil sie den Berufsgenossenschaften Kosten auferlege. Meiner Erfahrung nach sind die Berufsgenossenschaften immer gern bereit auch höhere Unkosten für das Gutachten zu tragen, wenn sie nur dafür ein tatsächlich erschöpfendes bekommen, auf dem sie als der Basis ihrer Entscheidungen weiter aufbauen können.

Endlich muß auf einen wichtigen Punkt hingewiesen werden, der nach Beendigung der Untersuchung sich dem Arzte aufdrängt: ist es möglich den Gesamtzustand des Nervenkranken bei einer einmaligen Untersuchung so genau festzustellen, daß daraus die definitive Begutachtung der Unfallfolgen sich ergibt? Es wird gewiß immer eine Reihe von Fällen geben, bei denen ohne weiteres die Sachlage klar vor Augen liegt. Aber die weitaus überwiegende Zahl der Unfallnervenkranken sind doch solche, bei denen es sehr schwer, ja oft unmöglich ist, bei einer einmaligen Untersuchung ein absolut abschließendes Urteil zu gewinnen. Ich will gar nicht davon reden, daß gewisse neurologische Untersuchungsmethoden, wie z. B. die Prüfung der Sensibilität, des Gesichtsfeldes u. s. w. durchaus mehrere Male wiederholt werden müssen, ehe man aus ihnen einen bindenden Schluß ziehen darf, ich möchte vor allem darauf hinweisen, daß viele Nervenkranke in dem Augenblicke, in dem sie vor dem Arzte stehen, keinen einwandsfreien Eindruck machen, weil sie abnorm erregt oder vielleicht durch die Eisenbahnfahrt ermüdet sind oder, und auch das kommt leider gar nicht so selten vor, unter dem Einflusse eines gewissen Quantums Alkohol stehen, das sie zu ihrer Stärkung zu sich nehmen zu müssen geglaubt haben.

Es erscheint daher in sehr vielen Fällen eine genauere Beobachtung der Unfallnervenkranken unerläßlich, damit der Arzt sie einesteils wiederholt zu untersuchen in der Lage ist, andernteils aber auch dieselben losgelöst von Äußerlichkeiten beurteilen kann.

Auf welche Weise diese Beobachtung am besten erreicht wird, kann hier nicht näher ausgeführt werden. Nur so viel möchte ich aus eigener Erfahrung sagen, daß sich oft nach einer längeren Beobachtung das Bild ganz gewaltig ändert und dementsprechend auch das Gutachten, sowohl zu Gunsten als zu Ungunsten des Verletzten.

Ich wende mich nunmehr zu dem zweiten Teile meines Themas, zu den Grundsätzen, denen gemäß die Begutachtung des Unfallnervenkranken erfolgen soll, nachdem die Untersuchung, eventuell unter Zuhilfenahme einer längeren Beobachtung, abgeschlossen ist.

Diese Grundsätze werden etwas voneinander abweichen, je nachdem es sich um eine organische oder eine rein funktionelle Unfallfolge handelt.

Bei den organischen Nervenerkrankungen ist die zunächst auf das genaueste zu prüfende Frage die nach dem Zusammenhang zwischen vorliegendem Nervenzustande und dem Unfalle selbst.

Wir haben als Arzte Anlaß genug, uns gerade dieser Frage mit besonderem Interesse anzunehmen. Es geht ein bedenklicher Zug durch unsere Zeit hindurch, alle möglichen Erkrankungen, nicht nur nervöse, auf einen Unfall zurückzuführen und dementsprechend den Verletzten der ihm gesetzlich zustehenden Rentenentschädigung teilhaftig werden zu lassen. Wollte man bedingungslos immer den Unfall als die Ursache anerkennen, so steuern wir ins uferlose. Wo ließe sich bei Leuten der körperlich arbeitenden Klasse in ihrem Leben nicht mal irgend wann ein Unfall finden? Wollten wir hier immer mit der Anerkennung desselben als der Entstehung des vorliegenden Krankheitsbildes bei der Hand sein, so stiften wir einen ungeheuren sozialen Schaden, denn mit unserer Begutachtung verfügen wir über fremdes Geld und die Berufsgenossenschaften haben das Recht, durch die Ärzte unterstützt zu werden, wenn es sich darum handelt, unberechtigte Ansprüche zurückzuweisen. Gewiß will ich zugeben, daß wir auf die Möglichkeit der traumatischen Entstehung eines Leidens jetzt mehr zu achten gelernt haben, wo die Unfallgesetzgebung uns ein früher in seinem Umfange ungeahntes Material zugeführt hat, wir kennen eine, wenn auch nur geringe Reihe von Krankheiten — ich erinnere

Sie nur an die aszendierende Neuritis, an die Syringomyelie, um nur einige herauszugreifen — für die wir einen Unfall als Ursache anzunehmen berechtigt sind, aber trotzdem muß zunächst bei organischen Nervenerkrankungen in ihren Beziehungen zum Unfall große Skepsis herrschen!

Ich glaube, daß man für den strikten Zusammenhang zwischen einem Nervenleiden und einem Trauma vor allem an einer gewissen lokalen Schädigung festhalten muß. Wir kennen z. B. unzweifelhafte Blutungen ins Gehirn, die nach einem Schlage auf den Kopf entstanden sind, ja sogar noch ziemlich lange Zeit nach dem Unfalle sich erst entwickeln können. Auch von der Paralyse nach schwerem Kopftrauma darf in dieser Beziehung nicht geschwiegen werden. Wenn aber eine Paralyse nach einer Verstauchung des Fußgelenks, wenn eine Gehirnblutung nach einer Verletzung des Fingers entstehen soll, und der begutachtende Arzt in diesen Fällen einen Zusammenhang als vorhanden erklärt, vielleicht auf dem Umwege über den dehnbaren Begriff des allgemeinen Shoks des Nervensystems durch den Unfall, so sind das Dinge, die ich nicht mehr verstehen kann, von anderen Möglichkeiten auf dem Gebiete der inneren Medizin gar nicht zu reden.

In den allermeisten Fällen wird wohl die

organische Nervenerkrankung bereits vor dem Unfalle vorhanden gewesen sein, bedingt durch die Schädlichkeiten, die wir bisher als für ihre Entstehung maßgebend gekannt haben. Vielfach sind die ersten Anzeichen vor dem Unfalle übersehen worden, oft werden sie erst nach dem Unfalle erkannt, weil der bis dahin anscheinend völlig gesunde Mann jetzt erst lernt auf sich zu achten oder die Angehörigen beginnen ihn mit ängstlichen Augen anzusehen. Daß der Betroffene seine Beschwerden auf den Unfall zurückzuführen bestrebt ist, weil ihm die Entschädigung winkt, ist nur zu menschlich, als daß wir ihm das vergargen könnten, aber um so mehr haben wir Ärzte die Pflicht, scharf zu unterscheiden, ob tatsächlich eine Unfallfolge vorliegt.

Sehr erschwert wird die Frage nach der unmittelbaren Unfallfolge durch die weitere Frage, ob nicht die Krankheit in der Anlage, also latent vorhanden war, ehe sich der Unfall ereignete, der Unfall aber das Leiden erst zu dem Grade gesteigert hat, wie er bei der Begutachtung vorliegt. Wäre ohne den Unfall der Verlauf des Leidens derselbe gewesen wie mit dem Unfalle? Durch wiederholte Entscheidungen der höchsten Instanz ist festgelegt worden, daß auch die ungünstige Beeinflussung eines bereits vor dem Unfall vorhanden gewesenen Leidens genüge, um Rente gewähren zu müssen. Wir Ärzte sind hier vor eine sehr schwere Frage gestellt, deren Entscheidung positiv in manchen Fällen einfach unmöglich ist. Und doch kann man auch hier sich wieder an gewisse Grundsätze halten, vor allem an die Forderung eines lokalen Einflusses des Unfalles. Beispielsweise wird man sich bei einem Tabiker, der vor dem Unfall zwar schon Sehschwäche infolge einer eben beginnenden Atrophie des Sehnerven zeigte und bei dem nach einem Fall auf den Kopf die Sehschwäche durch rapides Fortschreiten der Atrophie binnen wenig Monaten in Blindheit endet, nicht der Möglichkeit einer schädigenden Beeinflussung des bereits bestehenden Prozesses durch den Unfall verschließen können. Unbedingt würde ich aber einen solchen Zusammenhang ablehnen, wenn derselbe Tabiker behauptet, nach einer Verletzung des Fußes ein rasches Fortschreiten seines Leiden bemerkt zu haben.

Es fehlt mir leider an Zeit, die einzelnen organischen Nervenerkrankungen in ihren Beziehungen zum Unfall einer genaueren Besprechung zu unterziehen, so daß ich mich auf diese allgemeinen Bemerkungen beschränken muß.

Ich komme zu der zweiten Gruppe von Unfallnervenerkrankungen, den rein funktionellen, den sogenannten Neurosen. Hier bildet den Hauptbestandteil der Erkrankungen die Hysterie, von der ich wiederum in Hinsicht auf die begrenzte Zeit ausschließlich reden möchte.

Der Unterschied zwischen den organischen Nervenerkrankungen zeigt sich hier schon darin, daß wir die Hysterie als eine direkte Folge des Unfalls anzusehen berechtigt sind, so daß wir von einer Unfallhysterie als einem wohl umgrenzten Begriff reden dürfen, im Gegensatz zu der sehr vorsichtig aufzufassenden Unfalltabes u. s. w. Ich gebrauche mit Absicht den Ausdruck Unfallhysterie, den ich für klarer halte als den früher immer angewendeten Ausdruck traumatische Neurose, denn wir haben es tatsächlich mit einer Hysterie in allen ihren Erscheinungen zu tun und der Unfall spielt neben den anderen mannigfachen Ursachen, die eine Hysterie hervorrufen können, eine völlig diesen gleichberechtigte Rolle.

Das Eigentümliche an der Unfallhysterie ist, daß wir sie, wenigstens in dem Grade, wie wir sie jetzt tagtäglich sehen, erst seit dem Jahre 1884, d. h. seit dem Inkrafttreten des Unfallversicherungsgesetzes, kennen. Früher gab es ähnliche Zustände im Anschluß an Eisenbahnzusammenstöße, die sogenannte Railway spine, aber durchaus nichts, was unserer jetzigen Unfallhysterie an die Seite gestellt werden dürfte. Denn diese fällt und steht mit dem Anspruch auf Rentenentschädigung, fällt dieser Anspruch weg, so gibt es auch keine Unfallhysterie.

Wir dürfen uns nicht verhehlen, daß die sonst so segensreichen Gesetze der Versicherung gegen Unfälle, um die uns andere Völker mit Recht beneiden, uns eine Reihe von zum Teil schweren nervösen Störungen geschaffen haben, deren letzter Grund, wie es Strümpell sehr richtig ausgedrückt hat, die Begehrlichkeit ist: während früher die Leute nach Unfällen auch krank wurden, aber trotz ihrer Störungen in einer absehbaren Zeit wieder anfingen zu arbeiten, einfach weil sie es mußten, spielt jetzt die Empfindung die Hauptrolle, daß sie vom Staate eine Rente zu fordern haben und zwar eine möglichst hohe, im übrigen aber auf die Arbeit verzichten können.

Ich brauche in diesem Kreise das Proteusbild der Unfallhysterie nicht zu schildern. Hervorheben möchte ich nur die Kombination von psychischen Abnormitäten, vor allem der Depression und Willenslosigkeit mit der Unsumme von unkontrollierbaren somatischen Empfindungen und Störungen. Das maßgebende ist immer die krankhafte Konzentration der Vorstellungen auf die Unfallfolgen, und wenn je klinische Tatsachen die Richtigkeit der

Möbius'schen Definition der Hysterie als einer krankhaften Vorstellung bestätigt haben, so ist dies bei der Unfallhysterie der Fall. Wie oft macht man die Erfahrungen, daß Narben aus dem Jahre 1882, also vor Erlaß der sozialen Gesetzgebung nicht schmerzen, weil sie nicht den Anspruch auf Rente besitzen, während die daneben liegenden Narben aus dem Jahre 1887 der Sitz einer Unsumme von Beschwerden sind, da ihnen das Recht auf Entschädigung zusteht! Also auch hier sehen wir wieder die Begehrlichkeit, von der ich vorhin gesprochen habe.

Wie soll sich der begutachtende Arzt diesen Unfallnervenkranken gegenüber verhalten?

An die Spitze meiner Antwort auf diese Frage möchte ich die Forderung stellen, daß man die Unfallhysteriker nicht als eine unangenehme Beigabe seiner Gutachtertätigkeit betrachten soll, wie dies manchmal leider geschieht. Gewiß spielen sie für jeden, der viel Gutachten zu liefern hat, der Zahl nach eine große Rolle und ihre Eigentümlichkeiten könnten den Gutachter oft veranlassen, etwas ungeduldig und damit ungerecht zu werden, wenn es nicht in der großen Mehrzahl so außerordentlich wissenschaftlich interessante Patienten wären, an denen man so nnendlich viel lernen kann. Denn auch dem vielbeschäftigen Begutachter werden immer wieder neue Formen auftauchen, die er bisher noch nicht gesehen hat und deren Studium ihm über die Undankbarkeit der Begutachtung hinweghilft, die ich in vielen Fällen gar nicht leugnen will.

Vor allem aber muß man bei der Begutachtung auf dem Standpunkte stehen, daß die Unfallhysterie eine Krankheit ist, wie jede andere, auch wenn wir meistens nur auf rein subjektive Empfindungen bei ihr angewiesen sind. Auch die Unfallhysteriker haben das Recht, daß der Arzt ihre Beschwerden ebenso mitzuempfinden sucht, wie er es bei den greifbaren organischen Unfallfolgen tun soll.

Die große Schwierigkeit der Beurteilung liegt nur darin, daß alle Unfallhysteriker zur Übertreibung neigen, oder sagen wir direkt, daß sie übertreiben, das liegt schon in der Art, wie ihre Beschwerden durch krankhafte Vorstellungen entstehen, und genährt wird diese Sucht zu übertreiben durch den hypochondrischen Grundzug der Psyche, der durch alle derartige Patienten hindurchgeht. Dieser Übertreibung müssen wir aber als einem direkten Krankheitssymptom eine gewisse Rechnung tragen und dürfen sie vor allem nicht ohne weiteres als Böswilligkeit auffassen. Aufgabe des ruhig und wenn irgendwie möglich auf Grund einer längeren klinischen Beobachtung urteilenden Arztes ist es dann nur zu entscheiden, wann diese Übertreibung den Boden des tatsächlich Krankhaften verläßt und absichtlich wird. Und selbst dann ist aber noch ein großer Sprung bis zur Simulation, ein Wort, das man überhaupt nur nach sehr reiflicher Überlegung aussprechen soll. Tatsächliche Simulanten sind auch unter den Unfallnervenkranken höchst selten und es können Jahre vergehen, ehe man wirklich auf einen solchen trifft. Bis man aber einen Kranken der Simulation bezichtigt, d. h. einer Handlung, die ihn eigentlich vor den Strafrichter bringen muß, soll man äußerst vorsichtig sein.

Die Auffassung, daß man auch die Unfallhysteriker als Kranke behandeln soll, muß sich auch schon bei der Untersuchung derselben zeigen. Nichts ist falscher, als ihnen schon bei der Befragung den Eindruck zu erwecken, als ob man ihnen nicht glaube. Es ist ja oft unsagbar schwer und erfordert viel Geduld, ihnen in die Irrgänge ihrer oft unglaublichen Phantasie zu folgen, aber diese Geduld muß bei allen Nervenkranken der Arzt im allgemeinen besitzen und ist auch verpflichtet, sie gegenüber den Unfallhysterikern an den Tag zu legen. Man gehe also ruhig auf ihre vielfachen Klagen ein, höre sie mit Geduld an und hüte sich vor allem, gegenüber den Kranken eine Kritik derselben laut werden zu lassen. Es verstimmt von vornherein, wenn der Patient, der über heftige Schmerzen klagt, vom Arzte entgegengehalten bekommt: Sie können ja gar keine Schmerzen haben! Beweisen kann man sie ihm freilich nicht, aber ebensowenig wird es gelingen, ihm nachzuweisen, daß er keine hat.

Die Kritik der Beschwerden, d. h. sie auf ihre Berechtigung als Unfallfolgen zu prüfen, ist erst Sache des Gutachtens und findet ihren Ausdruck in der Festsetzung der Rentenhöhe.

In Bezug auf die Abschätzung der Unfallhysteriker stehe ich nun allerdings auf dem Standpunkte, daß man bei aller Gerechtigkeit, die man ihnen, wie eben ausgeführt, als Patienten widerfahren lassen soll, auf der anderen Seite keinen Gefallen erweist, wenn man sie zu hoch in der Rente einschätzt. Diese Kranken, die ja nur von der krankhaften Vorstellung über die Schwere ihrer Unfallfolgen beherrscht sind, werden in diesen Vorstellungen nur bestärkt, wenn sie eine zu hohe Rente erhalten, die ihnen ja nur als die willkommene behördliche Bestätigung ihrer Ansicht dienen kann. Man kann nur etwas erreichen, wenn man die Leute immer wieder darauf hinweist, daß sie eine ihren Kräften entsprechende Tätigkeit auszuüben versuchen sollen, denn nur durch die Arbeit allein werden sie lernen, ihr verloren gegangenes Vertrauen wieder zu gewinnen und ihrer krankhaften Vorstellungen Herr zu werden. Selbstredend gibt es Fälle, in denen man ohne weiteres die Vollrente gewähren und diese auch vielleicht das ganze Leben hindurch weiter zahlen lassen muß, das sind die schweren Formen der Hypochondrie und des körperlichen Verfalles — sie eben einfach als Invaliden betrachtet werden.

Ich weiß genau, daß das eben entwickelte Prinzip von vielen als zu akademisch betrachtet wird und daß seiner Durchführung im Leben große Schwierigkeiten entgegenstehen, die der Begutachter gar nicht voraussehen kann. Es fehlt uns noch das Arbeitsamt von Seiten des Staates, das für noch nicht wieder voll Erwerbsfähige Sorge trägt. Aber deswegen muß das Prinzip doch hoch gehalten werden und ebenso wie ich mich in seiner Aufrechterhaltung eins weiß mit allen Autoritäten auf dem Gebiete der Unfallheilkunde, so sehe ich auch öfters, wenn mir ein Fall zur Nachuntersuchung wieder vor Augen kommt, daß der Mann, oft einfach durch Not gezwungen, wieder angefangen hat zu arbeiten und die Beschwerden geringere geworden sind.

Auf diese Nachuntersuchungen möchte ich noch ein Wort verwenden. Sie sind ungeheuer wichtig gerade bei den Unfallhysterikern. Diese Kranken dürfen nicht das Gefühl verlieren, daß sie unter einer dauernden ärztlichen Aufsicht stehen und müssen daher in ganz regelmäßigen Zwischenräumen dem Arzte wieder zugeführt werden, und zwar wenn irgend möglich demselben Arzte. Leider wechseln die Berufsgenossenschaften mitunter aus verschiedenen Gründen ihre Begutachter und die Folge davon ist, daß sie oft sehr entgegengesetzt lautende Urteile hören, denn nichts ist subjektiver wie ein Gutachten, bei dem Erfahrungen, Beobachtungen und vielleicht auch Empfindungen und Temperament eine so große Rolle spielen! Wird aber der Unfallhysteriker bei der Nachuntersuchung durch den zweiten Arzt wieder höher arbeitsunfähig erachtet, wie bei der Untersuchung durch den ersten, so wird darin wieder eine große Bestärkung seiner krankhaften Vorstellungen liegen und er wird von neuem anfangen, der Genossenschaft Schwierigkeiten zu machen, um auf diese Weise erst recht zum Querulanten zu werden.

Endlich darf meiner Ansicht nach die nötig werdende Verminderung der Rente bei Unfallhysterikern nicht in zu großen Sprüngen erfolgen. Das erregt meistens nur eine Verbitterung, das Gefühl der Ungerechtigkeit, und führt dazu, daß die Kranken einfach wieder aufhören, die begonnene, ihnen so heilsame Arbeit weiter zu führen. Das richtige ist nach meiner Ansicht, immer öftere Untersuchungen und langsame Verminderung der Rente, unter Umständen einfach in Sprüngen von 10 Prozent.

Ich bin am Ende meiner Ausführungen, die sich ja nach Lage der Sache nur in der Aufstellung allgemeiner Grundsätze bewegen konnten. Es ist selbstverständlich, daß der Arzt die Pflicht hat, auch den Eigentümlichkeiten jedes einzelnen Patienten Rechnung zu tragen und nicht zu sehr schematisierend vorzugehen, denn wie wir überhaupt in der Medizin kein Schema brauchen können, so am wenigsten bei der Begutachtung von Nervenkranken.

Eins aber möchte ich nochmals am Schlusse als den Kernpunkt meiner Ausführungen hervorheben: Es ist eine große und unabweisbare Aufgabe für den Arzt geworden, sich mit den sozialen Bestrebungen unserer Zeit zu beschäftigen und mitzuhelfen an der Verbesserung des Loses derjenigen, die wegen ihrer wirtschaftlichen Schwäche den Anspruch auf Hilfe haben. Daß sich hierbei große Schwierigkeiten in den Weg stellen können, habe ich dargelegt. Der Arzt darf aber nicht danach fragen, ob ihm Schwierigkeiten entgegentreten, er darf auch nicht danach fragen, ob er auf Dank für seine Mühe zu rechnen hat, auf Dank der Verletzten oder auf Dank der Berufsgenossenschaften. Enttäuschungen und bittere Erfahrungen werden bei der Begutachtung gerade von Unfallnervenkranken niemandem erspart. Aber unbeirrt durch menschliche Unvollkommenheiten sollen wir, nur unserem Gewissen und unserem Wissen folgend, die Bahn vorwärts gehen, die auch uns als Staatsbürgern das Gesetz gewiesen hat, dann werden wir auch in unserer Tätigkeit als Gutachter der höchsten Aufgabe unseres Berufes gerecht: der leidenden Menschheit zu helfen!

Druck von Metzger & Wittig in Leipzig.

www.ingramcontent.com/pod-product-compliance
Lightning Source LLC
LaVergne TN
LVHW091731021026
849161LV00003BB/560